BEI GRIN MACHT SICH IHR WISSEN BEZAHLT

- Wir veröffentlichen Ihre Hausarbeit, Bachelor- und Masterarbeit

- Ihr eigenes eBook und Buch - weltweit in allen wichtigen Shops

- Verdienen Sie an jedem Verkauf

Jetzt bei www.GRIN.com hochladen und kostenlos publizieren

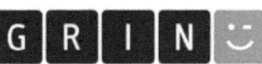

Christoffer Robeck

Risiken bei Brustvergrößerungen (Augmentationsplastiken) insbesondere bei der Verwendung von Brustimplantaten

GRIN Verlag

Bibliografische Information der Deutschen Nationalbibliothek:

Die Deutsche Bibliothek verzeichnet diese Publikation in der Deutschen Nationalbibliografie; detaillierte bibliografische Daten sind im Internet über http://dnb.d-nb.de/ abrufbar.

Dieses Werk sowie alle darin enthaltenen einzelnen Beiträge und Abbildungen sind urheberrechtlich geschützt. Jede Verwertung, die nicht ausdrücklich vom Urheberrechtsschutz zugelassen ist, bedarf der vorherigen Zustimmung des Verlages. Das gilt insbesondere für Vervielfältigungen, Bearbeitungen, Übersetzungen, Mikroverfilmungen, Auswertungen durch Datenbanken und für die Einspeicherung und Verarbeitung in elektronische Systeme. Alle Rechte, auch die des auszugsweisen Nachdrucks, der fotomechanischen Wiedergabe (einschließlich Mikrokopie) sowie der Auswertung durch Datenbanken oder ähnliche Einrichtungen, vorbehalten.

Impressum:

Copyright © 2013 GRIN Verlag GmbH
Druck und Bindung: Books on Demand GmbH, Norderstedt Germany
ISBN: 978-3-656-35474-1

Dieses Buch bei GRIN:

http://www.grin.com/de/e-book/208008/risiken-bei-brustvergroesserungen-augmentationsplastiken-insbesondere

GRIN - Your knowledge has value

Der GRIN Verlag publiziert seit 1998 wissenschaftliche Arbeiten von Studenten, Hochschullehrern und anderen Akademikern als eBook und gedrucktes Buch. Die Verlagswebsite www.grin.com ist die ideale Plattform zur Veröffentlichung von Hausarbeiten, Abschlussarbeiten, wissenschaftlichen Aufsätzen, Dissertationen und Fachbüchern.

Besuchen Sie uns im Internet:

http://www.grin.com/

http://www.facebook.com/grincom

http://www.twitter.com/grin_com

Universität Rostock
Medizinische Fakultät
Fachbereich Anatomie
HS Anatomie

Risiken bei Brustvergrößerungen (Augmentationsplastiken) insbesondere bei der Verwendung von Brustimplantaten

Eingereicht von:
Christoffer Robeck, LA H-R

Inhalt

1. Einleitung 3
2. Anatomie der weiblichen Brust 4
3. Medizinische sowie psychische Gründe für die Entscheidung zur Augmentationsplastik 6
4. Techniken und Risiken 7
   4.1 Verwendung von Prothesen 7
       4.1.1 Prothesen/Implantate 8
       4.1.2 Methoden und Zugangswege 8
       4.1.3 Risiken 10
       4.1.4 Nachsorge 13
   4.2 Autologe Brustvergrößerung/-rekonstruktion 14
       4.2.1 Autologe Rekonstruktionsmethoden in der Übersicht 14
   4.3 Alternativen zur Brustvergrößerung – ohne Operation 16
5. Zusammenfassung 17
6. Fazit 18

Literaturverzeichnis 20

Anhang 21

1. Einleitung

Bereits seit dem Beginn des 20. Jahrhunderts werden Brustvergrößerungen und -anpassungen durchgeführt. Anfangs verwendete man Feststoffe, wie sie in der Natur vorkamen, später wandte man sich weicheren tierischen Produkten zu. Im weiteren Verlauf kamen dann Wachse wie z.b. Paraffine zum Einsatz. Auch Silikonflüssigkeit wurde bereits in den 40er Jahren genutzt, um die Brust künstlich zu vergrößern. Meist wurden diese Stoffe nicht durch Fachkräfte sondern durch sogenannte back-street-doctors[1] eingeführt. Ende der 50er Jahre kam das noch heute verwendete Silikon erstmals in der Elektroindustrie zum Einsatz, bevor es dann von der Medizin entdeckt wurde. Zu Beginn wurde es vor allem in Japan erstmalig Frauen injiziert. Erste Wissenschaftler warnten davor, dass diese Technik noch zu unbekannt sei und man noch nicht genug über die Auswirkungen Bescheid wüsste. Jedoch befürwortete die Mehrheit dennoch die Verwendung, da sich die Implantate anders als z.b. autologe Implantate, wie beispielsweise Lipotransplantate, wieder entfernen ließen (Baumeister, 1994, S. 1f).

1963 wurden die ersten Silikon-Brustimplantate (Stilastik) von Cronin und Gerow vorgestellt. Sie bestanden aus einer Silikonmembran und einem Silikongel als Füllung. 1965 stellte Arion eine Prothese mit einem Silikonelastomer vor, welches sich durch Diffusion von außen in die Hülle selbst zur endgültigen Größe füllte. Seit den 70er Jahren gibt es außerdem auffüllbare Implantate, welche mit Kochsalzlösung gefüllt werden (Baumeister, 1994, S. 2).

Seit Einführung der Brustvergrößerungen speziell aus ästhetischen Gründen traten immer wieder Komplikationen auf. Zwar konnte die moderne Medizin diese reduzieren, jedoch nicht beseitigen. Im Folgenden soll dieses aus heutiger Sicht besonders gesellschaftsnahe Thema aufgearbeitet werden.

Diese Hausarbeit beschäftigt sich daher speziell mit den Risiken der Brustvergrößerung, Anpassung (und Rekonstruktion). Da diese Praktiken bereits seit den 60er Jahren angewendet werden, sind heute bereits Langzeitfolgen und Studien bekannt. Auf allen Ebenen wird geforscht und neue Techniken werden angewendet und auch die Implantate werden stets weiterentwickelt, um Risiken zu mindern.

Ist also nach aktuellem Stand von den genannten Operationen abzuraten oder sind die Risiken minimal? Oder ist eine Operation sogar zu empfehlen? Mit welchen bspw. psychischen Verbesserungen ist nach einem Eingriff zu rechnen? Welche Techniken sind zu empfehlen und welchen Patientinnen ist generell von einer Operation abzuraten? Diese Fragen sollen im

---

[1] Scharlatane und Nicht-Mediziner praktizierten auf Hinterhöfen (Baumeister, 1994)

Folgenden bearbeitet und beantwortet werden. Zu diesem Zweck werden neben Literatur zu diesem Thema hauptsächlich aktuelle medizinische Wissenschaftsmagazine sowie Tagungsprotokolle herangezogen. Zu Beginn wird die Anatomie der weiblichen Brust erläutert, um Zusammenhänge zu verdeutlichen. Wie und warum sich Frauen für eine Brustvergrößerung entscheiden, wird im Anschluss geklärt. Im Hauptteil werden die Techniken und Risiken verglichen, um so am Ende ein schlüssiges Ergebnis zu erhalten. Rekonstruktionseingriffe werden im Allgemeinen mit aufgeführt.

2. Anatomie der weiblichen Brust

Die weibliche Brust entwickelt sich aus dem pektoralen Anteil der Milchleiste. Diese erstreckt sich als eine ektodermale Verdickung von Axilla über die Brust, das Abdomen bis zur Vulva und dem Ansatz der Oberschenkelinnenseite. In der frühembryonalen Phase entwickelt sich die ganze Milchleiste, ab der neunten Woche bleibt der pektorale Anteil übrig. Eine Mammillenknospe bildet sich an einer Basalzellenanhäufung. Nach innen sprießen Milchgänge, an der Oberfläche bildet sich ein Plattenepithel. In Folge der Pubertät entwickeln sich aus einfachen epithelialen Gängen Erweiterungen mit Alveolen für die mögliche Milchproduktion. In der Regel entwickelt sich die Brust paarig in der Regio pectoralis. In seltenen Fällen bilden sich auch akzessorische Mamillen entlang ektopischer Lagen. Mammakarzinome können entlang dieser Milchleiste entstehen und sind bei der Diagnose zu berücksichtigen (Weatherley-White, 1980, S. 1f)

Die Brüste, modifizierte Hautdrüsen, befinden sich an der vorderen sowie seitlichen Thoraxwand. Eine Brust reicht nach oben bis zur 2. Rippe, nach unten etwa bis zur 6. Rippe. Medial endet die Brust jeweils beim Sternum und nach außen, lateral, reicht die Brust bis zur mittleren Axillarlinie. Der Nippel-Areola-Komplex befindet sich etwa mittig zwischen 4. und 5. Rippe. Natürliche Hautlinien, die sogenannten Langer-Linien, verlaufen zirkumferent (Kaufmann, Jatoi & Petit, 2007, S. 12).

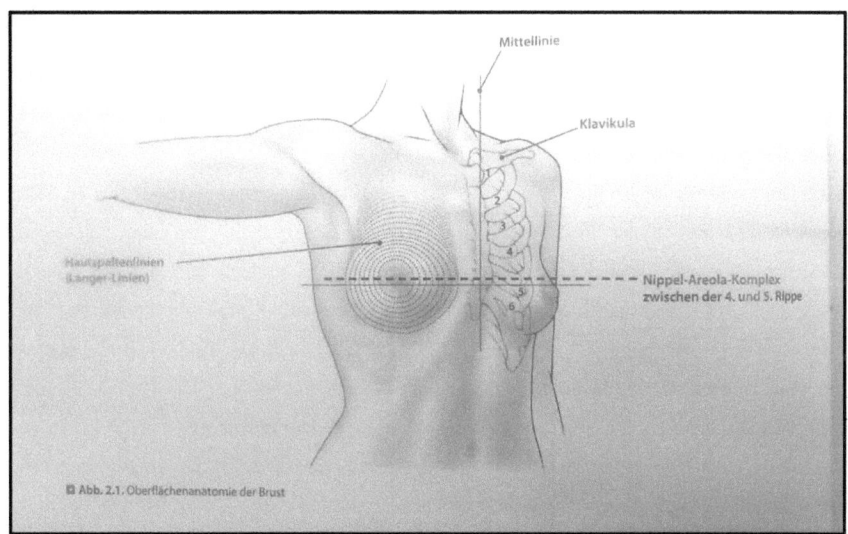

Abb. 2.1. Oberflächenanatomie der Brust

(Kaufmann, Jatoi, & Petit, 2007, S. 2)

Der Drüsenkörper der Brust besteht aus 20 radiär zur Mamille angeordneten Drüsenlappen (Lobi), welche je mit einem Milchgang zur Mamille verbunden sind. Die Drüsenlappen sind weiter in je ca. 30-80 Läppchen (Lobuli) aufgeteilt. Auf den Lobuli aufbauend finden sich die Alveoli. Das System zuführender intra- und extralobulärer Anteile, sowie der terminale Ductuli formieren die terminale ductublolobuläre Einheit (Kaufmann, Jatoi & Petit, 2007, S. 14).

Die Blutversorgung findet hauptsächlich aus der A. mammaria interna und der lateralen A. thoracica statt (Kaufmann, Jatoi & Petit, 2007, S. 16).

Die Mamille wird hauptsächlich von dem Rami cutanei anteriores und laterales des 4. Interkostalnerven versorgt. Zusätzlich beteiligen sich noch der 3. und 5. Interkostalnerv. Die Nerven verlaufen direkt auf der Faszie des M. pectorales major, welcher sich unterhalb der Brust befindet. Sie verlaufen im Anschluss durch das Drüsengewebe bis zur Mamille (Weatherley-White, 1980, S. 6).

3. Medizinische sowie psychische Gründe für die Entscheidung zur Augmentationsplastik

Vorab kann man sagen, dass es aus rein medizinischer Sicht keine ‚wirkliche' Notwendigkeit einer Brustvergrößerung oder Anpassung gibt.
Vielmehr sind es psychologische Aspekte, die hier angeführt werden müssen. Die biologische Funktion der Brust hat in der heutigen Gesellschaft eine immer geringere Bedeutung. Viel eher ist sie für die Persönlichkeit der Frau immer mehr entscheidend. Für den Mann stellt sie ein sexuelles Symbol dar. Eine wohl gestaltete Frau gilt immer noch als Begehrteste. Mit Beginn der Brustchirurgie setzten parallel auch psychische Untersuchungen ein. Dort wurde deutlich, dass die Einstellung der Frau gegenüber ihrer eigenen Brust immer auch von der Lebensphase abhängt. Einige sind stolz, andere indifferent. Frauen haben ein differenzierteres Körperbild als Männer und tendierten mehr dazu, ihren Körper zu lieben. 1958 haben Untersuchungen herausgefunden, dass manche Frauen die Größe ihrer Brust als Maß für die Liebe ihres Vaters gegenüber ihnen betrachten. Außerdem empfinden einige Frauen kleine Brüste als Strafe für die liebenden und sexuellen Gefühle ihren Vätern gegenüber. Daraus ergibt sich in vielen Fällen, dass die Chirurgen plötzlich eine Vaterolle einnehmen, weil sie der Frau zu einer größeren Brust verhelfen. Als Ergebnis ließen sich oft veränderte Gefühle der Frauen postoperativ feststellen und auch eine sehr hohe Zufriedenheit mit dem Ergebnis (Baumeister, 1994, S. 38).

Neben dem Versuch der immer brustbewussteren Gesellschaft zu gefallen, wie es die Literatur nennt, sind es auch Verluste, welche einen Wunsch der Rekonstruktion mit sich bringen. Brustkrebs ist die gefürchtetste Krankheit vieler Frauen. Der Verlust der Brust ist für die meisten ein traumatisches Ereignis. Die Phasen der Verarbeitung dieser Tatsache werden gleichgesetzt mit Reaktionen auf Tod und Sterben. Angst, Wut und Depressionen sind oft die Folge. Die Reaktion ist zudem maßgeblich vom Alter abhängig. Während junge Frauen heftig reagieren, verläuft es bei älteren Frauen weniger stark. In Verbindung mit der Brustrekonstruktion stellte sich heraus, dass mit Hilfe einer zeitnahen Operation und Widerherstellung der Brust, das „Postmastektomie–Syndrom"[2] gemildert werden konnte. Der Psychologe Dean (et. al) konnte zusammenfassend feststellen, dass die Entscheidung über eine Rekonstruktion getrost der Patientin überlassen werden kann, da sie schon wisse, wie wichtig ihr ihre eigene Brust sei (Baumeister, 1994, S. 39ff).

Im Allgemeinen stellt man jedoch fest, dass Frauen, welche den Wunsch der Vergrößerung haben, grundsätzlich psychische Probleme aufweisen. Denn anatomische Fehler lagen gemäß

---

[2] Schmerzvolle Verarbeitungsphase, beim Verlust der Brust (Baumeister, 1994, S. 39)

Studien durch Edgerton grundsätzlich nicht vor. Generell belasten anatomische Fehlbildungen, wie Asymmetrien oder das Poland-Syndrom, die Psyche mancher Frauen hingegen sehr. Daher kam man zu dem Ergebnis, dass eine Zusammenarbeit von Chirurgen und Therapeuten sinnvoll wäre. Patientinnen, welche nach psychiatrischer Untersuchung für eine Operation empfohlen worden waren, waren mit dem Ergebnis überaus zufrieden. Weiterhin fanden Wissenschaftler heraus, dass, anders als erwartet, die Zufriedenheit nicht zeitnah abklingt, sondern noch lange Bestand hat. Selbst nach 4 Jahren sind die Patientinnen noch zufrieden mit dem Ergebnis (Baumeister, 1994, S. 45).

„Daraus kann gefolgert werden, daß eine operative Korrektur der weiblichen Brust bei Beachtung vorhandener Kontraindikationen psychosomatisch-therapeutisch sinnvoll und indiziert ist und eine ‚effektive Hilfe bei der Bewältigung psychischer und psychosozialer Beeinträchtigungen durch Fehlbildungen der Mammae' darstellen kann" (Baumeister, 1994, S. 45).

Kontraindikationen für kosmetische Chirurgie der weiblichen Brust finden sich im Anhang.

4. Techniken und Risiken

Aktuell gibt es sehr unterschiedliche Techniken der Brustvergrößerung bzw. Anpassung. Man unterscheidet grundsätzlich in zwei Arten, in autologe Verfahren, bei dem Eigengewebe verwendet wird und das klassische Verfahren, bei dem Prothesen aus unterschiedlichen Materialien, zumeist Silikone, eingesetzt werden. In der wiederherstellenden Chirurgie gibt es weitere Verfahren die insbesondere der Rekonstruktion dienen.

4.1 Verwendung von Prothesen

Das klassische Verfahren der Brustvergrößerung verwendet Fremdkörper, welche weitestgehend bioniert[3] sind. Diese werden in den Körper operativ eingeführt. Die Einführmethoden sowie die Materialien sind unterschiedlich.

---

[3] Stoffe, die weitestgehend keine Wechselwirkung mit dem biologischen Gewebe eingehen (Sokolova & Epple, 2012)

4.1.1 Prothesen/Implantate

Die ersten Prothesen bestanden aus Elfenbein, Glas und dann ab 1963 entstand die 1. Generation von SGI[4]. Deren Oberfläche war glatt und 0,75mm dick, der Inhalt war Silikongel. Später, 1972-82, wurde der Inhalt gegen eine Flüssigkeit ausgetauscht. Seit 1968 wurden außerdem mit Polyethan (PU) beschichtete glatte SGI verwendet. Die erste NaCl-Füllung wurde 1965 angewendet, diese wird auch heute noch weiter eingesetzt. 1975 kam weiter das Doppellumenimplantat hinzu, ein doppelwandiges Implantat, innen Silikongel, in der Wand NaCl-Lösung. 1987 kam dann erstmals ein texturiertes SGI (4. Generation) zum Einsatz, es war 0,5mm dick und mit Gel gefüllt. Die 5. Generation der SGI war dann formstabil und glatt oder texturiert und kam 1993 auf dem Markt. Die stetige Weiterentwicklung diente vor allem dem Versuch, die Neben- und Wechselwirkungen zu verringern. 1995-1999 wurden unter anderem mit Sojaöl gefüllte Implantate angewendet. 2003 begann man, die Implantate mit Titan zu beschichten, da Titan als besonders biologisch neutral gilt. Aktuell gehen die Entwicklungen in Richtung spezieller Beschichtungen, um eine kontrollierte lokale Medikamentenfreisetzung von der Implantatoberfläche zu gewähren. Implantate mit diesen Drug-Release-Systemen werden aktuell getestet, wie seit 2005 das mit Tetraglyceroldipalmitat beschichtete glatte SGI. Seit 2010 ist das mit Halofuginonelacetat beschichtete texturierte SGI im Einsatz. Auch seit 2010 in Anwendung ist das Chitosan + Cu² Ionen beschichtete SGI und das Polyvenylalkohol + Isopropanol + Glycerol + TGBß-Inhibitor beschichtete texturierte SGI (Sukhova, Müller, Eisenmann-Klein, Machens & Schantz, 2012, S. 241 f).

4.1.2 Methoden und Zugangswege

Drei klassische Zugänge sind möglich. Es kann ein Schnitt in der natürlichen Hautfalte unterhalb der Brust gemacht werden (inframammärer Schnitt), am Rand der Brustwarze (periareolärer Schnitt) oder in der Achselhöhle (transaxillärer Schnitt). Durch die somit entstandene Öffnung wird durch den Chirurg ein Hohlraum geschaffen, in dem dann das Implantat eingesetzt wird. Wird der Hohlraum direkt hinter dem Brustgewebe geschaffen (subglandulär), ist es möglich, diese Behandlung mit einer Lokalanästhesie durchzuführen. Bei diesem Verfahren zeichnet sich jedoch bei schlanken Frauen oft das Implantat sehr deutlich ab. Daher wird das Implantat in der Regel unter den Brustmuskel, oberhalb der Rippen eingesetzt (submuskulär). Das Bindegewebe bildet im Anschluss eine abschirmende

---

[4] Silikongelimplantat

Kapsel um das Implantat. Ein Anwachsen dieser Schicht ist bei Implantaten ungünstig, eine spätere Auswechslung wird dadurch erschwert, wohingegen bei Gelenk- und Zahnimplantaten das Verwachsen bzw. Ein- und Festwachsen günstig ist. Brustimplantate sind daher, wie bereits erwähnt, weitestgehend bioniert, um Wechselwirkungen mit dem Körper zu vermeiden. Die entstehende Bindegewebskapsel hat etwa eine Dicke von 1mm. Zieht sich diese zusammen, kann dies zur Schädigung des Implantats führen (Sokolova & Epple, 2012, S. 77).

Der axilläre Zugang hat den Vorteil der unauffälligen Narbenlokalisation. Allerdings ist die Übersicht über das Operationsfeld eingeschränkt, die Möglichkeit der Submammarfaltenkorrektur ist erschwert. Auch das Ergebnis ist durch die Auslagerung der Arme nicht gut ersichtlich. Für größere Implantate ist der axillare Zugang ungeeignet. Für Revisionseingriffe ist der axilläre Zugang komplett ungeeignet. Optimal ist der inframammäre Zugang, die Übersicht ist gut und auch die Neubildung der Submammafalte ist leicht zu erreichen. Ein unauffälliges Narbenbild ist auch durch den areolären Zugang möglich (Gabka & Bohmert, 2006, S. 19).

Bislang werden die Implantate zumeist per Hand durch die schmalen Öffnungen in ihre Endposition gedrückt, dabei wird immer wieder das Gewebe zusätzlich verletzt. In Anbetracht dieser Einführschwierigkeiten entwickelte Dr. Kevin Keller eine neue Methode, die Keller-Funnel[5] Methode. Dabei wird, ähnlich wie mit einem Trichter, das Implantat durch eine schmale Öffnung gedrückt. Die Apparatur besteht aus einer Art zylindrischen Tüte. Das Implantat wird hineingegeben und der Arzt drückt die innen beschichtete Tüte von außen zusammen, so dass das Implantat unten durch die schmalere Öffnung herauskommt. Diese Methode nutzen bereits mehrere Ärzte erfolgreich (Pousti, 2012).

Dadurch, dass das Implantat vor der Einbringung weniger Hautkontakt hat, verringert sich so auch die Kontamination des Implantats mit möglichen Keimen und das Risiko für eine Infektion sowie einer Kapselfibrose kann verringert werden. Zu diesem Ergebnis kamen Ärzte nach ausführlichen Tests an Kadavern (Moyer, Ghazi, Saunders & Losken, 2012).

Eine Weiterentwicklung vollzieht sich also nicht nur auf Implantatebene, sondern auch die Einführungstechniken werden stets verbessert. Dennoch bleiben Restrisiken, welche im Folgenden erläutert werden.

---

[5] Funnel - dt. eintrichtern (DICCT, 2012)

4.1.3 Risiken bei Verwendung von Prothesen

Zunächst ist, bestätigt durch jahrzehntelange Erfahrung, festzuhalten, dass Brustimplantate mittlerweile aus medizinischer Sicht unbedenklich sind. Auch die Lebensdauer der Implantate nimmt stetig zu. Aktuell sind bereits erste Implantate mit lebenslanger Garantie auf dem Markt. Dennoch stellen die Prothesen einen Fremdkörper im Körper dar und es muss immer, auch nach der Operation, mit Komplikationen gerechnet werden. Auch das Einbringen kann Gefahren mit sich bringen. Darüber hinaus sind zusätzliche Risiken, wie die Standardfaktoren einer jeden OP, zu berücksichtigen.

Im Folgenden werden die häufigsten Komplikationen erläutert.

Infektionen/Hämatome/Serome

Infektionen können bei jeder Operation auftreten. Die Behandlung sollte durch Antibiotika und/oder lokale Antiseptika erfolgen. Auch die Entstehung von Hämatomen und Seromen tritt häufig bei Operationen auf. Das Auftreten von Seromen mehrere Jahre postoperativ ist jedoch ungewöhnlich, wurde aber 2009 bei einer 36jährigen Augmentationspatientin protokolliert.

"Abstract

The case of a 36 year old woman who experienced a late, spontaneous breast seroma 5 years after augmentation in the absence of any known precipitating factors is reported. Although seroma is not an uncommon complication in the immediate postoperative period, it is extremely rare as a late complication of breast implantation. Magnetic resonance imaging is a reliable method to confirm the diagnosis of late seroma formation. Surgery is the preferred treatment.

Conclusion

Late seroma occurring after aesthetic breast augmentation with textured silicone prosthesis is a very rare complication. Clinicians should include periprosthetic fluid collections in the differential diagnosis of enlarged breast after augmentation. There is no definitive theory about their etiology or any suggestion on how to avoid them.

Imaging examinations, particularly MRI, play an important role in the diagnosis. It is important for radiologists to know the MRI findings of this complication, which suggest the correct diagnosis, to avoid unnecessary additional procedures."
(Chourmouzi, 2012)

Einzelfälle wie oben beschrieben, werden protokolliert und sollten auch nicht ignoriert werden. Dennoch wird ersichtlich, dass die Risiken von Hämatomen und Seromen gering sind.

Auch weitere Ärzte untersuchten das Auftreten von Hämatomen bei Brustvergrößerungen. Collins und Verheyden kamen im März 2012 nach einer Langzeitstudie zu folgendem Ergebnis (bzw. zu keinem Ergebnis). Nach ihren Untersuchungen an 1936 Patienten traten bei 0,92% Hämatome postoperativ an der Brust auf. Es konnte aber kein signifikanter Zusammenhang zwischen Technik, Patient, Umstand oder Ähnlichem aufgedeckt werden. Auch die Größe der Implantate spielte offenbar keine Rolle. Die Hämatome traten also willkürlich auf, außerdem auch zu einem sehr geringen Prozentsatz (Collins & Verheyden, 2012).

Kapselfibrose

Die Kapselfibrose ist die häufigste Langzeitkomplikation bei der Verwendung von Implantaten. Das natürliche Bindegewebe, welches sich um das Implantat bildet, ist in der Regel sehr dünn und bleibt konstant gleich groß. Es kann jedoch durch das Zusammenwirken mehrerer Faktoren dazu kommen, dass die Kapsel sich zusammenzieht und das Implantat zusammendrückt, so dass es zu einer Verhärtung kommt. Nach Baker werden verschiedene Härtegrade unterschieden. Grad I bezeichnet eine weiche Brust, ein nicht fühlbares Implantat, Grad II eine schwach tastbare Kapsel. Grad III steht für ein deutlich fühl- und sichtbares Implantat. Im Grad IV treten zur sichtbaren Verhärtung zusätzlich Schmerzen auf (Gabka & Bohmert, 2006, S. 7).

Die Kapselfibrose kann jederzeit auftreten. Man hat jedoch festgestellt, dass sie bei Augmentationsplastiken deutlich seltener auftritt als bei Rekonstruktionen. Die Inzidenz bei Augmentationsplastiken liegt bei 4-5% nach 10 Jahren, 10-15% nach 20 Jahren und 20-25% nach 30 Jahren. Bei Rekonstruktionen liegt die Inzidenz bereits in den ersten 2 Jahren bei 30-35%. Die Kapselfibrose stellt aber kein Gesundheitsrisiko dar, dies ist lediglich eine mechanische Reaktion des Körpers. Die Ursachen, welche zur Fibrose führen, sind bisher noch nicht vollständig geklärt. Begünstigt wird sie durch Hämatome, Serome, Kontamination der Wundhöhle mit apathogenen Keimen und anderen Blutungen. Ein sorgfältiges Arbeiten und eine sinnvolle Nachsorge durch den Arzt senken das Risiko. Prophylaxen haben bisher keine signifikanten Verbesserungen erreicht (Gabka & Bohmert, 2006, S. 8).

Verkalkung

Es sind einige Fälle von Verkalkung durch das Abscheiden von Calciumphosphat am Implantat bekannt geworden. Übersättigte Körperflüssigkeiten mit Calciumphosphaten und eine Osmose an der Kapsel führen zur Verkalkung. Eine fachgerechte Nachsorge ist daher wichtig. Eine Ruptur des Implantats kann im ungünstigen Fall als Folge eintreten, daher ist auch die chemische Inertheit der Füllung besonders wichtig. Kochsalzlösungen sind in diesem Fall weniger bedenklich (Sokolova & Epple, 2012, S. 77).

Krebsrisiko

Bisher konnte kein erhöhtes Brustkrebsrisiko festgestellt werden. Die PU beschichteten Implantate, welche bis 1991 verwendet wurden, setzten cancerogene Abbauprodukte frei und es kam infolgedessen zu einem geringen Anstieg an Mammakarzinomvorkommen (Sokolova & Epple, 2012, S. 78).

Grundsätzlich belegen aber mehrere Studien, die zum Teil über zwei Jahrzehnte verliefen, dass kein Anstieg von primären oder rezidivierenden Mammakarzinomen bei Implantatträgerinnen festgestellt werden konnte. Lediglich die mammographische Beurteilbarkeit ist eingeschränkt (Gabka & Bohmert, 2006, S. 9).

Ferner beschreibt Susumu Takayanagi das geringe Risiko, nach Brustvergrößerungen an Brustkrebs zu erkranken. Darüber hinaus führt er sogar auf, dass Studien belegen, dass bei Augmentationspatientinnen nachweislich weniger Brustkrebs auftritt als bei nicht operierten Frauen. Die Ursachen hierfür liegen vermutlich in der geringen Kalorienzufuhr der Frauen, welche eine Brustvergrößerung anstreben (Takayanagi, 2012).

Kürzlich entdeckte man bei zwei kaukasischen Patientinnen, welche einen Implantatwechsel durchführen ließen, das Auftreten von Desmoid-Tumoren. Diese sehr seltene Art eines Tumors tritt bei lediglich 0,2% aller Brusttumoren auf. Dieser Tumor metastiert nicht, kann aber im Gewebe so sehr verwachsen, dass daraus nachhaltig Schädigungen und Beeinträchtigungen hervorgehen können. Ob diese Art Tumor im Zusammenhang mit Brustkrebs steht, ist nicht ausreichend bestätigt. Die Tumore werden nach Möglichkeit entfernt. Beide Patientinnen sind aktuell wieder voll gesund (Mazzocchi, Onesti, Di Ronza & Scuderi, 2012).

Autoimmunkrankheiten Ende der 70er Jahre – Einstellung der Brustimplantatherstellung

Das häufige Auftreten von Lupus und Rheuma bei Frauen mit Brustimplantaten führte in den 70er Jahren zur Einstellung und umfangreichen Überprüfung der Herstellung von Silikon-Brustimplantaten in den USA. 2006 bestätigten Studien die Unbedenklichkeit der Implantate und sie wurden wieder zugelassen (Sokolova & Epple, 2012, S. 78).

Auch in den 90er Jahren protokollierte man Fälle von Autoimmunkrankheiten nach Brustvergrößerungen. Eine Diskussion kam erneut auf.

"Three patients who developed autoimmune disease after mammoplasty are described. One had features similar to systemic scleroderma, one was similar to systemic lupus erythematosus whilst the 3rd has features of idiopathic thrombocytopenic purpura. All 3 patients had augmentation mammoplasty 5-25 years prior to development of autoimmune disease." (Fock, Feng & Tey, 1984)

Bei der Patientinnenaufklärung hinsichtlich der möglichen Komplikationen und Spätfolgen wird dem Fakt aber keine weitere Bedeutung zugeschrieben.

PIP

2011 berichteten die Medien über Implantate der Firma PIP (Poly Implant Prothéses). Massenhaft hat die Firma bewusst Industriesilikon in ihren Implantaten als Füllung eingesetzt. Es bestand fortan die Gefahr, im Falle einer Ruptur, dass das Industriesilikon austreten könnte. Eine Wechselwirkung mit dem Körper wäre möglich, da im industriellen Silikon weitestgehend kurzkettige Silikone auftreten, welche aufgrund ihrer Struktur und oft ungesättigtem Charakter stärker reagieren als langkettige chemisch inerte Silikone (medizinische Silikone). Es ist das Risiko zwischen einer erneuten Operation und dem möglichen Reißen der Implantate abzuwägen (Sokolova & Epple, 2012, S. 78).

4.1.4 Nachsorge

Unmittelbar nach der OP wird die Naht abgeklebt und ein Druckverband für 24 Stunden angelegt, sodass eine Dislokation des Implantats nach kranial verhindert wird. Wichtig ist weiter die Ruhigstellung der Brust und das Tragen eines gut sitzenden Büstenhalters für 4-6 Wochen postoperativ. Zu Beginn, in den ersten 2-3 Wochen, sollte dieser auch nachts getragen werden. Bei texturierten und beschichteten Implantaten wird von Massagen abgeraten. Des Weiteren ist 6 Wochen nach der Augmentation kein Sport zu treiben, auch körperliche Arbeit sollte nicht verrichtet werden. Zur Infektionsvorsorge wird ein Antibiotikum empfohlen. Um Serome und Hämatome zu vermeiden, sollten zeitnah nach der OP und 3-4 Wochen später sonographische Kontrollen durchgeführt werden. Größere Serome und Hämatome begünstigen eine Kapselfibrose und sollten daher punktiert werden (Granitzka, Frankenthal & Siebbert, 2007, S. 301).

Ein großer Nachteil der aktuell verwendeten Silikonimplantate ist die hohe Absorbtionsfähigkeit des Siliciums für Röntgenstrahlen. Ein Aufspüren von Tumoren ist daher erschwert (Baumeister, 1994, S. 48).

Neben der Verwendung von Implantaten werden im Folgenden weitere Möglichkeiten vorgestellt.

4.2 Autologe Brustvergrößerung/-rekonstruktion

Besonders häufig nutzt man auch Eigengewebe (autologe Transplantate) bei Brustrekonstruktionen bzw. Brustvergrößerungen. Ein häufiges Verfahren dabei ist das Umlegen ganzer Muskel- und Hautlappen in den Bereich der Brust. Primär kommen nur Patientinnen mit dickerer Fettgewebsschicht an den zu transplantierenden Körperregionen infrage. Ein großer Muskel und eine darüber liegende Hautinseln werden umgelegt und gegebenenfalls zur Implantatabdeckung, sofern ein Implantat verwendet wird, genutzt. Gleichzeitig liefert die Hautinsel einen Hautersatz im Bereich der verlorenen Brust. Durch den Einsatz dieses Lappens wird das Risiko einer Kapselfibrose gesenkt und die Brust bekommt eine ästhetische Form zurück (Granitzka, Frankenthal & Siebbert, 2007, S. 123). Betrachtet man nun die reine Brustvergrößerung im Speziellen, wird deutlich, dass bei Rekonstruktionsprozessen grundsätzlich andere Verfahren angewendet werden. Eine Übersicht dieser Lappenplastiken wird im folgenden Abschnitt dargestellt.

4.2.1 Autologe Rekonstruktionsmethoden in der Übersicht

Die folgenden Mammaplastiken dienen insbesondere der Rekonstruktion der Brust, nach Verlusten oder Deformitäten. Bei diesen Plastiken wird den Patientinnen an verschiedenen Stellen körpereigenes Gewebe entnommen. Frauen mit höherem Fettvolumenanteil sind daher begünstigt. Die entnommenen Lappen, bestehend aus Haut, Fett und Muskel, dienen als Rekonstruktionsmaterial zur Wiederherstellung der Brust.

Es wird zwischen folgenden Lappenplastiken unterschieden.

1. Musculus-latissimus-dorsi-Lappen. Hierbei wird der M. latissimus dorsi, ein großer, dreieckiger, fächerförmiger Rückenmuskel, welcher am Os sacrum und an der Crista iliaca posterior entspringt, am Ende abgetrennt und nach vorne unter die Brust umgelegt. Eine Hautinsel wird beim Ausschnitt am Rücken auf dem Lappen gelassen und ersetzt so gleichzeitig die fehlende Haut an der Brust. In Vorbereitung darauf wird ein Schnitt auf der Brust vorgenommen, in welchem dann die Hautinsel Platz findet (Gabka & Bohmert, 2006, S. 102f).

2. Rekonstruktion mit Bauchdeckengewebe TRAM-/DIEP-Lappen. Bei diesem Verfahren wird ebenfalls ein Muskel mit Haut umgelegt. Es erfolgt ein Ausschnitt der unteren Bauchdecke. Die entstehende Hautinsel verbleibt am Rectusmuskel, welcher diese weiter versorgt. Der Muskel wird in seinem Verlauf entlang ausgeschnitten und im unteren Bereich abgetrennt, anschließend aus seinem Bett gelöst und mit der Hautinsel subkutan unter die Brust umgelegt. Ein voriger Schnitt auf der Brust ist ebenfalls notwendig, um dem Hautlappen Platz zu gewähren (Gabka & Bohmert, 2006, S. 131).

3. S-Gap-Lappen. Die oberen Verfahren sind allgemein üblich, jedoch in einigen Fällen nicht möglich, besonders bei Patientinnen mit geringerem Fettanteil und voroperierten Abdomen. Hierbei wird dann auf Muskel- und Hautgewebe am Gesäß zurückgegriffen. In diesem Fall wird der Muskel nicht umgelegt, sondern autolog transplantiert (Gabka & Bohmert, 2006, S. 169ff.).

4. TMG (transversaler myokutaner gracilis)-Lappen. Bei Frauen mit kleinen Brüsten und hohem Fettgehalt am Oberschenkel kommt diese relativ neue Methode zum Einsatz. Hier wird der M. gracilis des Oberschenkels genutzt. Die entstehende Hautinsel ist jedoch relativ klein und auch das Muskelgewebe hat ein geringes Volumen. Allerdings ist die Narbenbildung an der Entnahmestelle gering und es können zwei Teams parallel operieren (Gabka & Bohmert, 2006, S. 181).

5. Bilaterale Brustrekonstruktion. Bei diesem Verfahren werden die Methoden aus den Verfahren 1-4 angewendet, jedoch bei beiden Brüsten. Beispielsweise bei Patientinnen mit bilateralem Brustverlust nach einer Mastektomie[6]. Der Vorteil ist die Symmetrie

---

[6] ein- oder beidseitige Entfernung der weiblichen oder männlichen Brustdrüse (Gabka & Bohmert, 2006, S. 215)

des Ergebnisses, jedoch steigt die Belastung der Patientin an (Gabka & Bohmert, 2006, S. 189).

Als letzter Schritt wird bei allen genannten Methoden der Mamillen-Areola-Komplex chirurgisch rekonstruiert (Gabka & Bohmert, 2006).

4.3 Alternativen zur Brustvergrößerung – ohne Operation

Ohne Operation ist eine Brustvergrößerung nur bedingt möglich. Im Kindes- bzw. Jugendalter kann das Wachstum mit Hormonen unterstützt werden. Auch wurden bisher viele Arzneimittel entwickelt, welche bisher jedoch keinen nachhaltigen Erfolge mit sich brachten. Eine gezielte Ernährung soll ebenfalls das Brustvolumen beeinflussen können. Dies gilt aber aus medizinischer Sicht als falsche Behauptung.

Strebt eine Frau eine sichtbare Veränderung an, gibt es die Möglichkeit des Aufspritzens der Brust, wobei verschiedenste Stoffe injiziert werden. Man nimmt eine örtliche Betäubung vor und die Patientin wird ambulant behandelt und kann danach unmittelbar wieder nach Hause gehen. Die Risiken verringern sich bei diesem Verfahren deutlich. Es sind weder größere Schnitte notwendig, noch eine vollständige Narkose.

Eine Möglichkeit des Aufspritzens stellt z.B. das Aufspritzen mit Hyaluronsäure dar. Macrolane, ein körperähnlicher Zucker, werden dabei subkutan gespritzt. Auch reine Zuckerlösungen werden genutzt. In allen Aufspritzbehandlungen können immer Akutkomplikationen auftreten. Es bildet sich zudem aber auch eine Gewebekapsel, daher können Kapselfibrosen in seltenen Fällen auftreten. Das größte Problem stellt allerdings eher die Absorption durch den Körper dar. Nach etwa 6 Monaten ist oft kein sichtbarer Effekt mehr zu erkennen und das Macrolane ist komplett abgebaut. Auch die reine Zuckerlösung wird, ähnlich der Hyaluronsäure, innerhalb von 1-3 Jahren abgebaut (Nestle-Krämling, 2012, S. 100).

Eine bessere Alternative stellt die Unterspritzung mit patentierter stabilisierter Hyaluronsäure dar, dennoch ist auch hier ein Abbau zu verzeichnen. Die Mehrheit der Patientinnen, die sich zunächst für dieses Verfahren entschieden haben, entscheiden sich daher langfristig schließlich oft zu einer permanenten Vergrößerung unter Anwendung von Implantaten (Nestle-Krämling, 2012, S. 100).

Eine weitere und nach aktuellen Studien effektivere Variante stellt das Aufspritzen mit Eigenfett dar. Lange Zeit wurde herausgelöstes Fett aus dem Körper direkt in die Brust injiziert. Dieses Fett wird allerdings ebenfalls adsorbiert und abgebaut, sodass die Effekte oft nicht lange anhielten. 2007 wurde ein neues Verfahren zur einfachen und zuverlässigen Fettzelltransplantation entwickelt. Dieses Beauli[7] Verfahren wirkt langanhaltend, wie erste Studien beweisen. Bei dieser Methode werden kleinste Fettpartikel mittels Wasserstrahl assistierter Liposuction (Nutzung des Bodyjets der Firma Human Med, Schwerin) herausgelöst und in anschließender Separierung werden durch einen Lipocollector Fettzellen gewonnen. Diese Fettzellen werden in die Brust injiziert. Bei allen Patientinnen kam es zu einer subkutanen Erhöhung des Fettvolumens. In regelmäßigen Abständen wurden MRT und visuelle Beobachtungen an der Mamma postoperativ durchgeführt. Der längste Zeitraum liegt dabei bisher bei 30 Monaten. Der Zugewinn des transplantierten Fettvolumens lag bei 76 ± 11%. Je Transplantation kann etwa ½ Körbchen dazugewonnen werden (100-150ml). Setzt man dieses Verfahren nach einer Kapselfibrose ein, sind 4-5 Behandlungen nötig, um das Volumen eines Standardimplantats auszugleichen. Aus jetzigem Stand stellt man fest, dass nach 3 Monaten kein weiterer Abbau stattfindet und somit diese Methode nachhaltige Erfolge aufweist (Ueberreiter, 2010). Ein kontinuierliches Beobachten des Ergebnisses ist sinnvoll und sollte weiter unternommen werden.

5. Zusammenfassung

An dieser Stelle soll eine Zusammenfassung der wichtigsten Erkenntnisse erfolgen, um dann im Anschluss ein Fazit zu ziehen und die anfangs gestellten Fragen zu beantworten.
Über 20.000 Brustvergrößerungen werden jährlich in Deutschland durchgeführt. Zumeist entscheiden Frauen sich für diesen Schritt aus einer bestimmten Lebensphase heraus. Über einen oft langen Zeitraum entsteht ein gewisser Leidensdruck. Die klassischen Patientinnen sind zwischen 18-30 Jahren und in einer Beziehung. Zwischen dem ersten Gedanken und dem entscheidenden Schritt vergehen oft mehrere Jahre. Entscheidend ist eine ausführliche Anamnese. Bei subglandulärer Vergrößerung werden durchaus irreversible Eingriffe durchgeführt. Im Hinblick auf Mammakarzinomrisikopatientinnen ist eine spezielle Beratung wichtig. Zwar sind, wie unter Punkt 3.1.2 bereits erläutert, keine cancerogenen Folgen aufgrund der Implantate zu erwarten, dennoch ist das Risiko einer Kapselfibrose auf Seite der therapierten Brust höher als bei gesunden Patientinnen. Des Weiteren sind auch die zusätzlichen Diagnoseverfahren, welche für eine Mammographie notwendig sind, zu erwähnen (Nestle-Krämling, 2012, S. 99).

---

[7] Berlin Autologus Lipotransfer (Ueberreiter, 2010)

Die Kontraindikationen durch die falschen Motivationsgründe sollten beachtet werden, daher ist eine seriöse ärztliche Beratung wichtig. Unbehandelte Psychosen, wie z.b. die Körperdysmorphen Störung (KDS), führen trotz Operation oft zu weiterer Unzufriedenheit bis hin zum Suizid. Auch dem Partner gefallen zu wollen, wäre kontraindikativ (Nestle-Krämling, 2012, S. 100).

Die Zeit hat immer mehr Möglichkeiten hervorgebracht. Eine ausführliche Anamnese sollte über neuste Methoden aufklären. Lassen Frauen unter Abwägung aller Aspekte den Eingriff schlussendlich durchführen, belegen Studien eine hohe Zufriedenheit bei diesen Patientinnen.

„Im neusten FDA-Update zur Sicherheit von Silikonimplantaten vom Juni 2011 wird unter Bewertung der großen prospektiven Implantatstudien […] deren grundsätzliche Sicherheit und in Auswertungen zur Lebensqualität eine hohe Zufriedenheit von über 90% der befragten Patientinnen nach Brustvergrößerung bestätigt."
(Nestle-Krämling, 2012, S. 100)

Grundsätzlich liegen die größten Risiken bei der Operation. Das Auftreten von Komplikationen ist zwar selten, aber möglich. Das deutsche Recht überlässt die Entscheidung der Patientin. Tatsächlich kann am Ende aber mit einem befriedigenden Ergebnis gerechnet werden.

6. Fazit

Ausgehend von dem Thema der Arbeit, erwartet man ein eindeutiges Ergebnis, aber dies ist unter Abwägung aller aufgeführten Punkte kaum möglich. Bei meiner Recherche konnte ich im Allgemeinen feststellen, dass die Risiken von schwerwiegenden Komplikationen äußerst gering sind. Dennoch bestehen Restrisiken. Es stellt sich vor allem auch eine ethische Frage und zwar ob es das wert ist, aus ästhetischen Gründen, diese Risiken einzugehen. Statistisch scheint es das zu sein, wie man anhand der Zahlen der jährlich durchgeführten Eingriffe erkennen kann.

Sollten psychische Probleme bei einer Frau vorliegen, sollten diese in jeder Hinsicht beachtet werden. Eine starke Psyche spielt in der heutigen Gesellschaft eine große Rolle. Zu Beginn ist eine Therapie sinnvoll, sollten sich jedoch damit keine Erfolge einstellen, ist also abzuwägen, ob eine höhere Lebensqualität geschaffen werden sollte. In den Fällen, in denen dann die

Entscheidung für einen Eingriff gefallen ist, sind die Frauen mehrheitlich und auch langfristig glücklicher damit, was Studienergebnisse aufzeigten. In diesen Fällen kann statistisch gesehen eine Operation als sinnvoll bezeichnet werden.

Die Risiken wurden über die Zeit durch die Forschung deutlich geringer. Dennoch gibt es noch immer ungeklärte Probleme, wie z.b. das hohe Vorkommen von Kapselfibrosen. Zwar kennt man oft einige begünstigende Umstände, aber längst nicht alle. Neue Techniken wie z.b. die Keller-Funnel Methode oder das Beauli Verfahren zeigen auf, dass noch vieles möglich ist. Die Entwicklung schreitet so schnell voran, dass dieses Thema jedes Jahr mit neuen Ergebnissen wiederholt bearbeitet werden könnte. Sollten sich Wege finden, die Kapselfibrose auch langanhaltend zu bekämpfen und ohne Vollnarkose operieren zu können, stellt die Brustvergrößerung für die Verbesserung der Lebensqualität eine relative ungefährliche Methode dar.

Das Optimieren von Aufspritzmethoden ist weiter zu beobachten, denn hier sind die Risiken noch immer am geringsten. Am Ende muss es jede Frau mit sich ausmachen, ob sie die genannten Risiken eingehen möchte oder nicht.

Literaturverzeichnis

Baumeister, M. (1994). *Retrospektive klinische Untersuchung und Befragung von 257 Patientinnen mit Brustimplantaten unter klinischen und psychosozialen Aspekten.* München: TU München.

Chourmouzi, D. (2012). *Casejournal.* Abgerufen am 12. 12 12 von http://www.casesjournal.com/content/2/1/7126

Collins, J. B. & Verheyden, C. N. (2012). *NCBI.* Abgerufen am 27. 12. 2012 von http://www.ncbi.nlm.nih.gov/pubmed/22373988

DICCT. (2012). Abgerufen am 30. 12. 2012 von http://www.dict.cc/

Fock, K., Feng, P. & Tey, B. (1984). *NCBI.* Abgerufen am 12. 12. 12 von http://www.ncbi.nlm.nih.gov/pubmed/20514891

Gabka, C. & Bohmert, H. (2006). *Plastische und Rekonstruktive Chirurgie der Brust, 2. Aufl.* München: Thieme Verlag.

Granitzka, S., Frankenthal, & Siebbert, W. (2007). *Plastische Operationen an der weiblichen Brust.* München: Hans Marseille Verlag.

Kaufmann, M., Jatoi, J. & Petit, J. (2007). *Atlas der brustchirurgie.* Heidelberg: Springer.

Mazzocchi, M., Onesti, M., Di Ronza, S. & Scuderi, N. (2012). *NCBI.* Abgerufen am 12. 12. 12 von PubMed: http://www.ncbi.nlm.nih.gov/pubmed/20514891

Moyer, H., Ghazi, B., Saunders, N. & Losken, A. (2012). *NCBI.* Abgerufen am 27. 12. 2012 von http://www.ncbi.nlm.nih.gov/pubmed?term=keller%20funnel

Nestle-Krämling, C. (2012). Brustvergrößerung - wann kann und darf operiert werden? *Gebrutsh Frauenheilk* , S. 99- 100.

Pousti, T. (2012). *poustiplasticsurgery.com*. Abgerufen am 27. 12. 2012 von http://www.poustiplasticsurgery.com/contactus.php

Sokolova, V. & Epple, M. (10 2012). Risiken und Nebenwirkungen Brustimplantate. *Chem. Unserer Zeit* , S. 76-79.

Sukhova, I., Müller, D., Eisenmann-Klein, M., Machens, H.-G. & Schantz, J.-T. (11. 7 2012). Brustimplantate - aktuelle Entwicklungen und neue Konzepte. *Handchri Mikrochir Plast Chir* , S. 240-253.

Takayanagi, S. (9 2012). *NCBI.* Abgerufen am 27. 12. 2012 von http://www.ncbi.nlm.nih.gov/pmc/articles/PMC3474399/

Ueberreiter, K. (9 2010). BEAULI ™ – eine neue Methode zur einfachen und zuverlässigen Fettzelltransplantation. *Handchir Microchir Plast chir* , S. 379-285.

Weatherley-White, R. (1980). *Plastic surgery of the Female Breast.* Denver: Harper & Row.

Anhang

Kontraindikatoren für die kosmetische Chirurgie der weiblichen Brust

Wann sollte nicht operiert werden?

Nach Edgerton et al. gelten folgende Kontraindikatoren:
1. Im Stadium einer tiefen Depression ist von einer Augmentation Abstand zu nehmen. Es ist eine Besserung des Zustandes abzuwarten und erst dann die Operation, sofern sie noch gewünscht wird, durchzuführen.
2. Die Motivation, anderen, z.B. dem Ehemann, besser gefallen zu wollen, wird als Kontraindikation angesehen.
3. Derart starkem Drängen vereinzelter Patientinnen, das eine fachgerechte Operationsvorbereitung verhindert, soll nicht stattgegeben werden, da dies postoperativ schwerwiegende Folgen haben kann.
4. Bei ausgeprägter Kanzerophobie ist von einer Augmentation abzuraten.
5. Brustkrebs der Mutter der Patientin, wenn diese als Kind gestillt wurde, stellt eine Kontraindikation dar.
6. Frühere Abszesse der Brust lassen von einer Augmentation Abstand nehmen.
7. Nach mehr als einer missglückten Augmentationsoperation ist von weiteren derartigen Operationen abzusehen.
8. Diffuse, schmerzhafte zystische Mastitis oder Tumoren der Brust sind Kontraindikationen zu einer ästhetischen Brustoperation.

Ganz allgemein sollten minimale ästhetische Probleme, die von Patient/-innen als körperliche Defekte dargestellt werden und die ihrer Meinung nach unbedingt behoben werden müssen, den Chirurgen aufmerksam werden lassen, da sich hinter diesen Wünschen der Patient/-innen oftmals psychische oder psychosomatische Probleme verbergen, bei denen eine psychotherapeutische Behandlung eher angezeigt ist als eine chirurgische. Derartige Störungen von Patienten sind präoperativ meist besser zu evaluieren als postoperativ und können, so sie entdeckt werden, verhindern, dass Patienten auch postoperativ auf körperliche Defekte bestehen und –wie sich viele psychosomatische Patienten weiterhin krank glauben auf der Suche nach einer hilfreichen Therapie von Arzt zu Arzt wandern.

Wie Sihm et al. es beschreiben, kann eine durchgeführte Augmentation die psychischen Probleme einer neurotischen Patientin sogar vergrößern, da postoperativ der körperliche Makel sozusagen behoben ist und die Patientin somit keine Fluchtmöglichkeit für ihr bestehendes soziales Verhalten mehr hat. Dies begünstigt eine Vertiefung der Neurose und kann auch zu einer erneuten, anderweitig gelagerten Somatisierung führen.
(Baumeister, 1994, S. 45f)